LIBRO

COCINA

KETO CHAFFLE

Rápidas, Fáciles Y Deliciosas Recetas De Waffles Bajos En Carbohidratos Para Adelgazar Y Quemar Grasa.
Reinicia Tu Metabolismo Y Vive Una Vida Saludable Con La Dieta Cetogénica

Patricia Hernandez

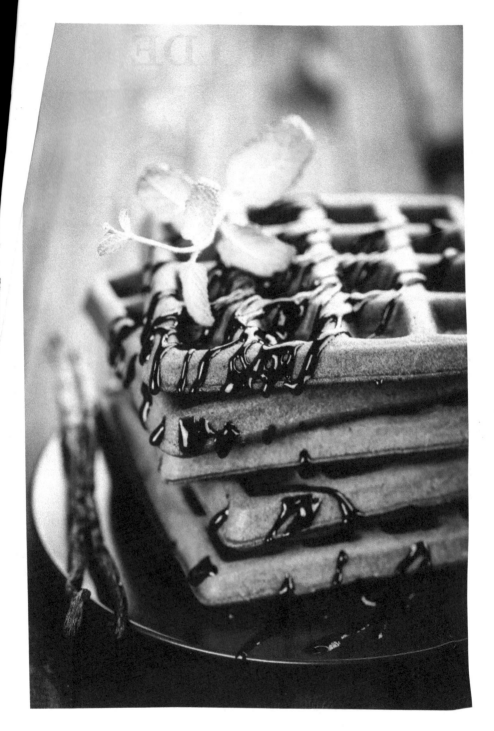

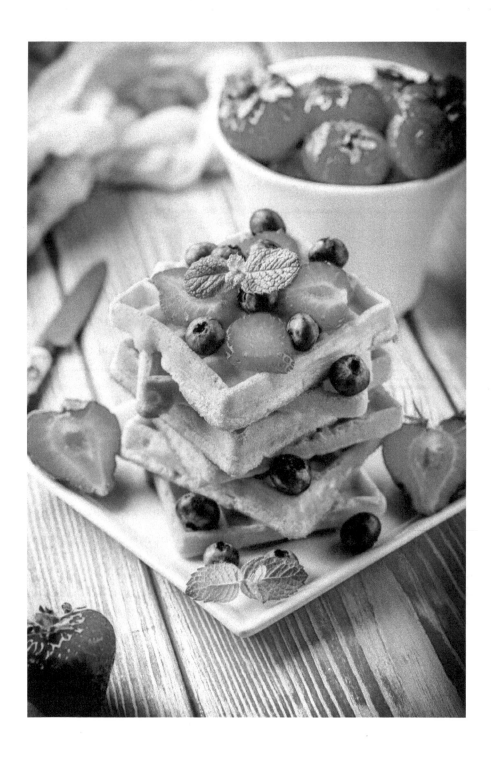

Tabla de Contenidos

Introducción

Los *chaffles* son surtidos de alimentos perfectamente saludables que siguen las ideas de la dieta cetogénica. Los chaffles son impresionantes como alimento cetogénico. Tienen un alto contenido en Proteína: y grasas y no contienen carbohidratos. Los chaffles se hacen con sólo dos ingredientes fundamentales, cheddar y huevos, y ambos son espléndidos manantiales de Proteína: asombrosas. Además, el queso cheddar aporta mucho calcio al organismo.

Lo creas o no, sólo dos chaffles pueden aportar el 80% de las necesidades diarias de calcio del cuerpo, lo cual es increíble.

El alto contenido de harina en los waffles añade muchos azúcares, lo que los hace lamentables según las ideas de la dieta cetogénica. Los chaffles no tienen harina. Los ingredientes añadidos apenas cambian la superficie; en cualquier caso, ¡la ecuación clave sólo tiene dos ingredientes! Hemos comprobado que la harina extra o similar hace que los chaffles sean asombrosamente mejores. Las recetas de chaffles son inimaginablemente brillantes. No apreciarás que lo que realmente estás comiendo son huevos desordenados o waffles desordenados.

Una ventaja significativa de los chaffles es que se pueden cuidar, es decir, congelar y se pueden recalentar en una tostadora, sartén u horno estándar antes de comerlos. También se pueden calentar en el microondas durante 30 o 60 segundos.

En el caso de que estés intentando mantenerte bajo en Carbohidratos: con un plan de gastos cuidadoso, son la fuente de Proteína: más razonable que encontrarás. Se pueden comer como golosinas, como cena, como desayuno. Los chaffles son aptos como colecciones de alimentos que siguen los pensamientos de la dieta cetogénica.

1. Receta de Chaffle Keto de Chocolate

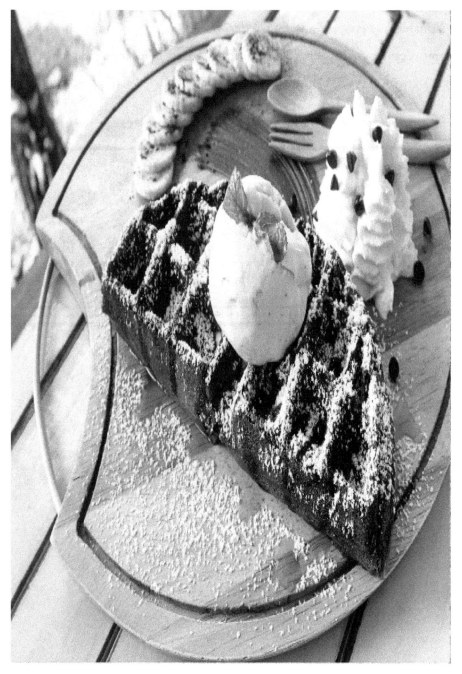

Tiempo de preparación: 10 minutos | Cocción: 8 minutos | Raciones: 2

Ingredientes:

- 1/2 taza de mantequilla
- 1/2 taza de chispas de chocolate sin azúcar
- 1/4 de taza de truvia, u otro azúcar
- 3 huevos
- 1 cucharadita de concentrado de vainilla

Instrucciones:

1. En un recipiente apto para microondas, disuelve la pasta para untar y el chocolate durante aproximadamente 1 momento. Eliminar y mezclar bien.
2. Coloca los huevos, el azúcar y la vainilla en un bol y mézclalos hasta que estén ligeros y espumosos.
3. Coloca la margarina disuelta y el chocolate en el bol y mezcla de nuevo hasta que se combinen.
4. Vierte aproximadamente 1/4 de la mezcla en una wafflera y cocínela en 7-8 minutos. Sírvalos.

Valor nutricional/ por porción:

- Calorías: 672
- Carbohidratos: 11g
- Proteína: 13g
- Grasa: 70g

2. Chaffles Keto de Coliflor

Tiempo de preparación: 5 minutos | Tiempo de cocción 4-5 minutos | Raciones: 2

Ingredientes:

- 1/2 taza de coliflor
- 1/4 de cucharadita de ajo en polvo
- 1/4 de cucharadita de pimienta negra
- 1/4 de cucharadita de sal
- 1/2 taza de queso cheddar rallado
- 1 huevo

Para la cobertura:

- 1 hoja de lechuga
- 1 tomate en rodajas
- 4 oz. de coliflor al vapor, triturada
- 1 cucharadita de semillas de sésamo

Instrucciones:

1. Añade todos los ingredientes del chaffle a tu batidora y mézclalos bien.
2. Espolvorea 1/8 de queso rallado en la wafflera y vierte la mezcla de coliflor en la wafflera precalentada y espolvorea el resto del queso por encima.
3. Cocina los chaffles en 4-5 minutos. Coloca las hojas de lechuga sobre el tafilete con coliflor al vapor más tomate.
4. Rociar con las semillas de sésamo. Servir.

Valor nutricional/ por porción:

- Calorías: 366

- Carbohidratos: 2g

- Grasa: 30g

- Proteína: 13g

3. Chaffles Keto de Pizza

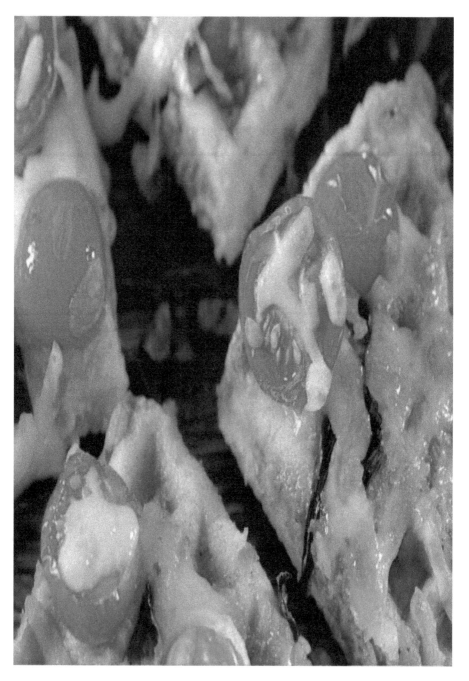

Tiempo de preparación: 5 minutos | Tiempo de cocción: 6 minutos | Raciones: 2

Ingredientes:

- ½ cucharadita de condimento italiano
- 1 huevo grande
- ½ taza + 2 cucharaditas de queso mozzarella rallado, parcialmente desnatado y de baja humedad, + más para la cobertura
- 2 cucharadas de salsa de pizza casera Rao's
- Salchichón en rodajas (opcional)

Instrucciones:

1. Calienta tu wafflera. Bate el huevo más el condimento italiano en tu bol. Poner ½ taza de queso mozzarella y luego mezclar.
2. Coloca la mozzarella en su wafflera y cocínela en 30 segundos.
3. Vierte 1/2 de la mezcla y cocina en 4 minutos. Mueve el chaffle a un plato apto para microondas.
4. Añade 1 cucharada de salsa de pizza sobre cada chaffle, con la mozzarella rallada, más el pepperoni, si se usa. Calienta en el microondas durante 20 segundos y servir.

Valor nutricional/ por porción:

- Calorías: 107
- Grasa: 7g
- Carbohidratos: 1g
- Proteína: 9g

4. Chaffles de Azúcar y Canela

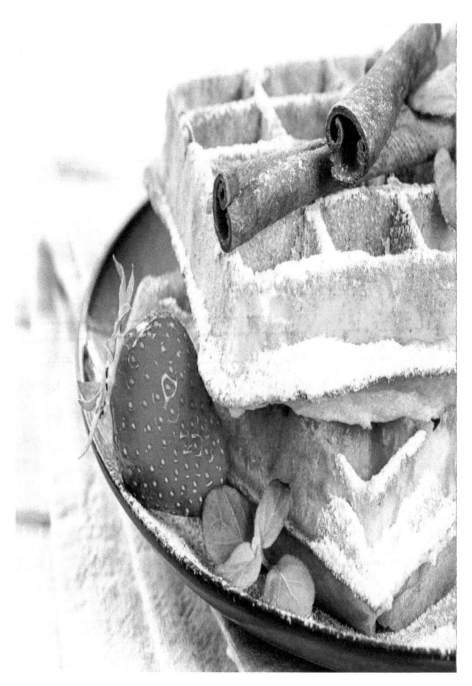

Tiempo de preparación: 5 minutos | Tiempo de cocción 4 minutos | Raciones: 4

Ingredientes:

- 2 huevos
- 1 taza de queso mozzarella rallado
- 2 cucharadas de harina de almendra blanqueada
- ½ cucharada de mantequilla derretida
- 2 cucharadas de eritritol
- ½ cucharadita de canela
- ½ cucharadita de extracto de vainilla
- ½ cucharadita de cáscara de psilio en polvo, opcional
- ¼ cucharadita de levadura en polvo, opcional

Para la guarnición:

- 1 cucharada de mantequilla derretida, para decorar
- ¼ de taza de eritritol, para completar
- ¾ de cucharadita de canela, para decorar

Instrucciones:

1. Mezcla todos los ingredientes y colócalos en la plancha de waffles y cocínelos durante 4 minutos. Retira y reserva.
2. Mezcla la canela con el eritritol, y luego pincela tus chaffles con la mantequilla disuelta más la mezcla de azúcar y canela. Servir.

Valor nutricional/ por porción:

- Calorías: 208

- Grasa: 16 g

- Carbohidratos: 4 g

- Proteína: 11 g

5. Chaffles de Calabaza con Crema Batida

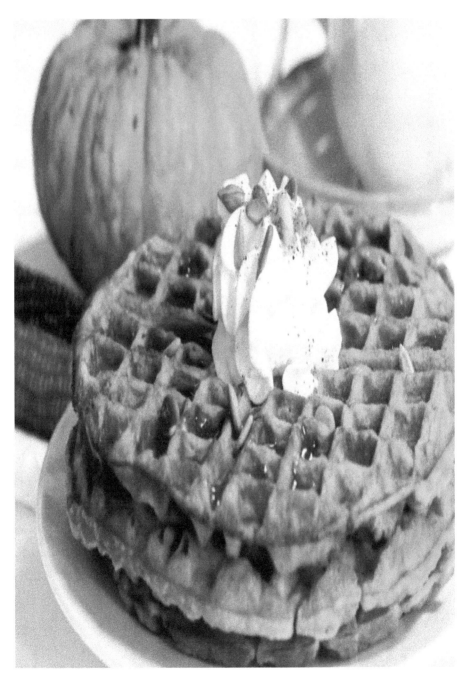

Tiempo de preparación: 15 minutos | Tiempo de cocción: 6 minutos | Raciones: 4

Ingredientes:

- 2 huevos ecológicos
- 2 cucharadas de puré de calabaza casero
- 2 cucharadas de nata para montar
- 1 cucharada de harina de coco
- 1 cucharada de Eritritol
- 1 cucharadita de especia de pastel de calabaza
- ½ cucharadita de polvo de hornear orgánico
- ½ cucharadita de extracto de vainilla orgánica
- Una pizca de sal
- ½ taza de queso mozzarella rallado

Instrucciones:

1. Precalentar una mini plancha de waffles y engrasarla.
2. Coloca todos los ingredientes, excepto el queso mozzarella, en su bol y bátalos hasta que estén bien mezclados.
3. Coloca el queso mozzarella y volver a mezclar. Coloca 1/2 de la masa en la plancha de waffles calentada y cocina en 6 minutos. Sirve caliente.

Valor nutricional/ por porción:

- Calorías: 81

- Carbohidratos: 2,1g

- Grasa: 5,9g

- Proteína: 4,3g

6. Chaffle sin Lácteos

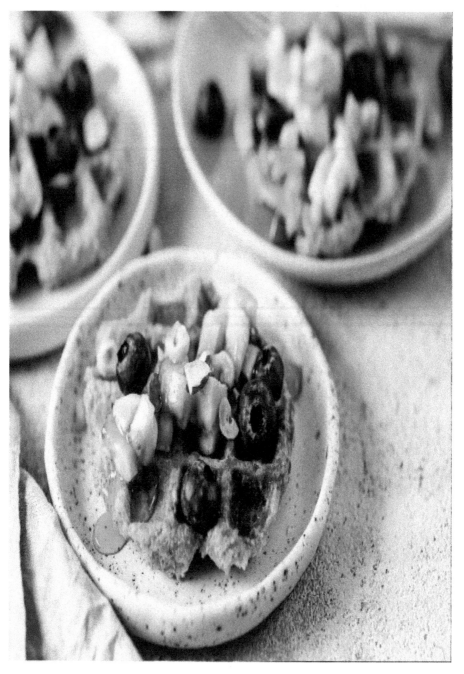

Tiempo de preparación: 5 minutos | Tiempo de cocción 3 minutos | Raciones: 3

Ingredientes:

- 1 huevo grande
- 1 cucharada de crema de coco
- 2 cucharadas de mantequilla de almendras
- 1/4 de cucharadita de goma xantana
- 1/4 de cucharadita de polvo de hornear
- 1 pizca de sal

Instrucciones:

1. Bate el huevo en tu bol, luego pon la crema de coco más la mantequilla de almendras y luego mezcla.
2. Combina el polvo de hornear, la goma xantana y la sal en un bol pequeño. Mezcla estos ingredientes secos con los ingredientes húmedos.
3. Divide la mezcla entre 2 mini waffleras y cocínala en 3 minutos.
4. Retirar y dejar enfriar en 2-3 minutos. Servir.

Valor nutricional/ por porción:

- Calorías: 120
- Grasa: 10g
- Carbohidratos: 2g
- Proteína: 12g

7. Chaffles Keto de Taco

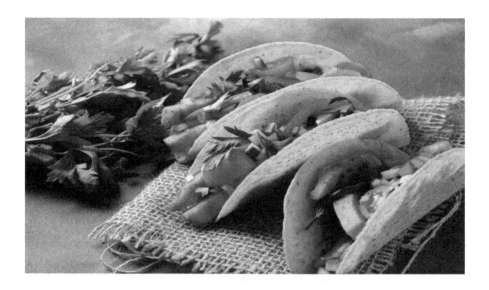

Tiempo de preparación: 5 minutos | Tiempo de cocción 4 minutos | Raciones: 1

Ingredientes:

- 1 clara de huevo
- 1/4 de taza de queso cheddar Monterey Jack, rallado (presionado firmemente)
- 1/4 de taza de queso cheddar afilado, rallado (rellenado firmemente)
- 3/4 de cucharadita de agua
- 1 cucharadita de harina de coco
- 1/4 de cucharadita de polvo de preparación
- 1/8 cucharadita de polvo de guisar
- Pizca de sal

Instrucciones:

1. Engrasa tu mini wafflera calentada y luego mezcla todos los aderezos en un bol.

2. Coloca 1/2 de la masa en la wafflera y cocina en 4 minutos.

3. Retira la cáscara de taco chaffle y déjala a un lado. Rehacer pasos similares arriba con el resto del golpeador chaffle.

4. Voltea una sartén de galletas y luego acomoda tus conchas de taco entre las tazas para formar una concha de taco.

5. Deja que se cuaje en un minuto, más o menos. Retira y luego sirve con carne de taco.

Valor nutricional/ por porción:

- Calorías: 189
- Carbohidratos: 3g
- Proteína: 19g
- Grasa: 18g

8. Espinacas Keto

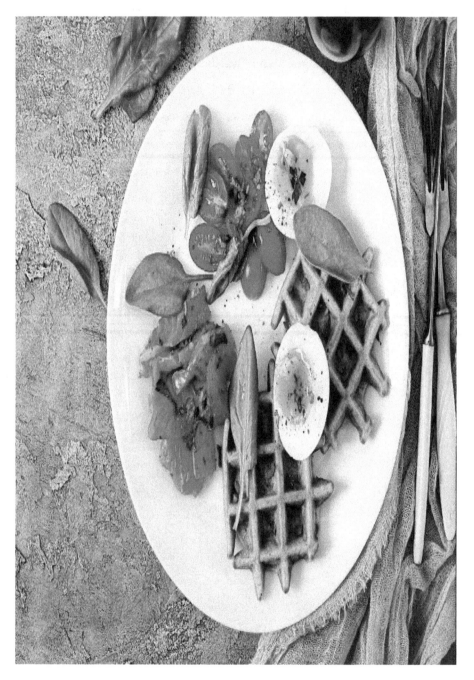

Tiempo de preparación: 5 minutos | Tiempo de cocción 4-5 minutos | Raciones: 2

Ingredientes:

- ½ taza de espinacas picadas congeladas, descongeladas y exprimidas
- ½ taza de coliflor, finamente picada
- ½ taza de queso cheddar rallado
- ½ taza de queso mozzarella rallado
- 1/3 de taza de queso parmesano rallado
- 2 huevos ecológicos
- 1 cucharada de mantequilla derretida
- 1 cucharadita de ajo en polvo
- 1 cucharadita de cebolla en polvo
- Sal y pimienta negra molida, al gusto

Instrucciones:

1. Calienta tu plancha de waffles y luego engrásala. Coloca todos los ingredientes en un bol mediano y mézclalos.
2. Coloca 1/2 de sus en la plancha de waffles calentada y hornee en 4-5 minutos. Servir.

Valor nutricional/ por porción:

- Calorías: 321
- Carbohidratos: 3g
- Grasa: 25g
- Proteína: 21g

9. Chaffles de Calabacín

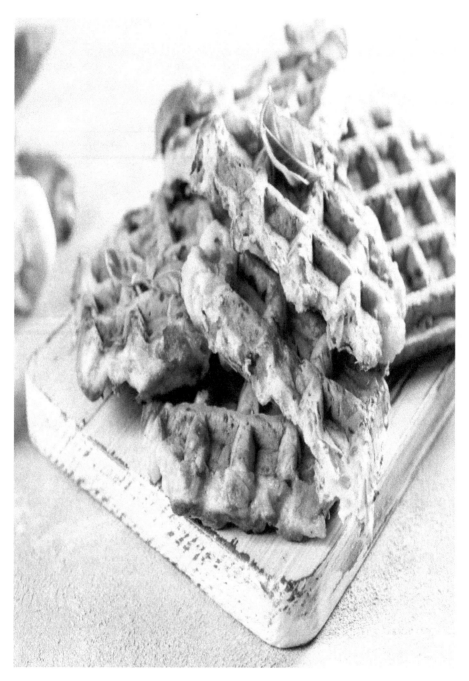

Tiempo de preparación: 5 minutos | Tiempo de cocción 4-5 minutos | Raciones: 24

Ingredientes:

- 2 calabacines grandes, rallados y prensados
- 2 huevos ecológicos grandes
- 2/3 de taza de queso Cheddar rallado
- 2 cucharadas de harina de coco
- ½ cucharadita de ajo en polvo
- ½ cucharadita de copos de pimienta roja, desmenuzada
- Sal, al gusto

Instrucciones:

1. Calienta una plancha de waffles y engrásela.
2. Coloca todos los ingredientes en un bol mediano y mézclalos hasta que estén bien unidos.
3. Poner ¼ de la mezcla en la wafflera precalentada y cocinar en 4-4½ minutos. Servir caliente.

Valor nutricional/ por porción:

- Calorías: 160
- Carbohidratos: 3g
- Grasa: 11g
- Proteína: 11g

10. Chaffles de Pollo

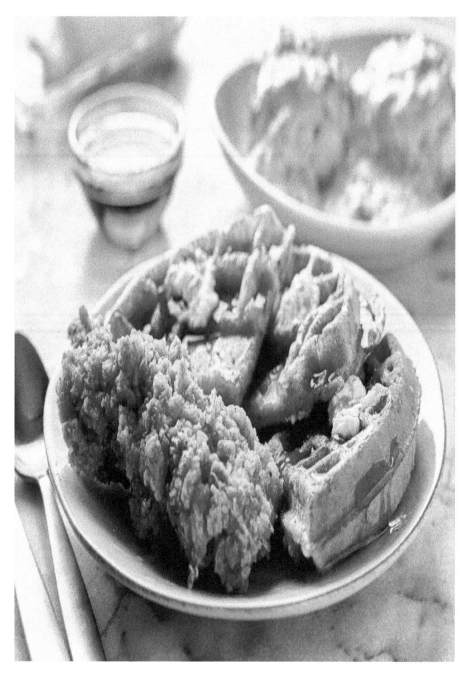

Tiempo de preparación: 5 minutos | Tiempo de cocción 4-5 minutos | Raciones: 2

Ingredientes:

- ½ taza de pollo cocido alimentado con pasto, picado
- 1 huevo ecológico, comido
- ¼ de taza de queso Cheddar rallado
- 2 cucharadas de queso parmesano cortado en tiras
- 1 cucharadita de queso crema, ablandado
- 1 chile jalapeño pequeño, picado
- 1/8 cucharadita de cebolla en polvo
- 1/8 de cucharadita de ajo en polvo.

Instrucciones:

1. Calienta una mini plancha de waffles y engrásala a continuación. Añade todos los ingredientes en el bol y remuévelos bien.
2. Coloca 1/2 de la masa en la plancha de waffles calentada y luego cocina.

Valor nutricional/ por porción:

- Calorías: 171
- Carbohidratos: 1g
- Grasa: 10g
- Proteína: 9g

11. Chaffles Keto de Vegetales

Tiempo de preparación: 5 minutos | Tiempo de cocción 4-5 minutos | Raciones: 3

Ingredientes:

- 1/3 de taza de pollo cocido alimentado con pasto, picado
- 1/3 de taza de espinacas cocidas, picadas
- 1/3 de taza de alcachofas marinadas y salteadas
- 1 huevo ecológico, batido
- 1/3 de taza de queso mozzarella rallado
- 1 onza de queso crema, ablandado
- ¼ de cucharadita de ajo en polvo

Instrucciones:

1. Calienta tu plancha de waffles y engrásala. Añade todos los ingredientes en un bol mediano y mézclalos bien para combinarlos.
2. Vierte 1/3 de la masa en la wafflera y hornea en 4-5 minutos. Servir.

Valor nutricional/ por porción:

- Calorías: 96
- Carbohidratos: 2g
- Grasa: 6g
- Proteína: 9g

12. Chuletas de pavo Keto

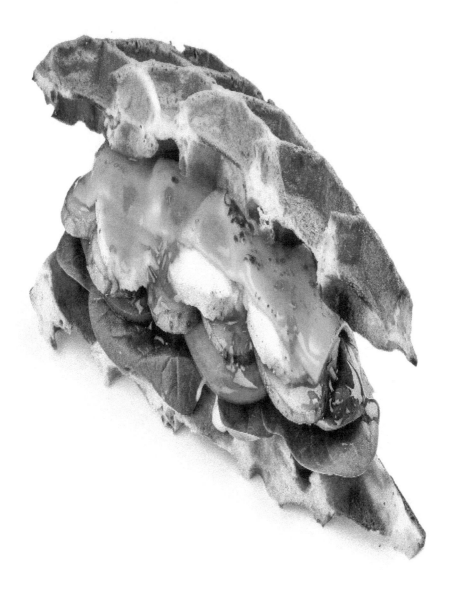

Tiempo de preparación: 5 minutos | Tiempo de cocción 4 minutos | Raciones: 4

Ingredientes:

- ½ taza de carne de pavo cocida y picada
- 2 huevos ecológicos, batidos
- ½ taza de queso parmesano, rallado
- ½ taza de mozzarella rallada
- ¼ de cucharadita de condimento para aves
- ¼ de cucharadita de cebolla en polvo

Instrucciones:

1. Calienta tu mini wafflera y engrásala. Poner todos los ingredientes en un bol mediano y mezclarlos bien.
2. Coloca ¼ de la masa en la wafflera y hornea en 4 minutos. Servir caliente.

Valor nutricional/ por porción:

- Calorías: 108
- Carbohidratos: 0.5 g
- Grasa: 2 g
- Proteína: 13 g

13. Chaffle de Pastel de Crema

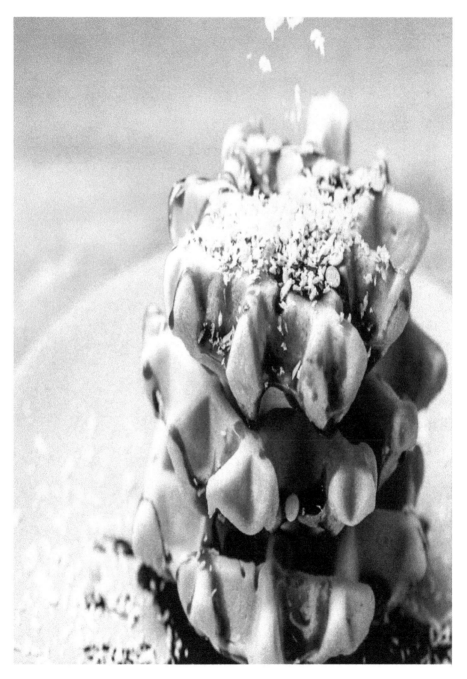

Tiempo de preparación: 15 minutos | Tiempo de cocción 3 minutos | Raciones: 8

Ingredientes:

Chaffle:

- 4 oz. de queso crema
- 4 huevos
- 1 cucharada de mantequilla derretida
- 1 cucharadita de extracto de vainilla
- ½ cucharadita de canela
- 1 cucharada de edulcorante
- 4 cucharadas de harina de coco
- 1 cucharada de harina de almendra
- 1 ½ cucharadita de levadura en polvo
- 1 cucharada de copos de coco (sin azúcar)
- 1 cucharada de nueces picadas

El glaseado:

- 2 oz de queso crema
- 2 cucharadas de mantequilla
- 2 cucharadas de edulcorante
- ½ cucharadita de vainilla

Instrucciones:

1. Mezcla todos los ingredientes del chaffle, excepto los copos de coco y las nueces; mézclalos en su batidora.

2. Coloca la masa en su wafflera, y luego cocínala durante 3 minutos. Deja que tus waffles se enfríen.

3. Para el glaseado, mezcla todos los ingredientes con una batidora hasta que quede esponjoso. Coloca el glaseado sobre tus chaffles.

Valor nutricional/ por porción:

- Calorías: 128
- Grasa: 14 g
- Carbohidratos: 4g
- Proteína 6g

14. Chaffle de Mantequilla de Maní

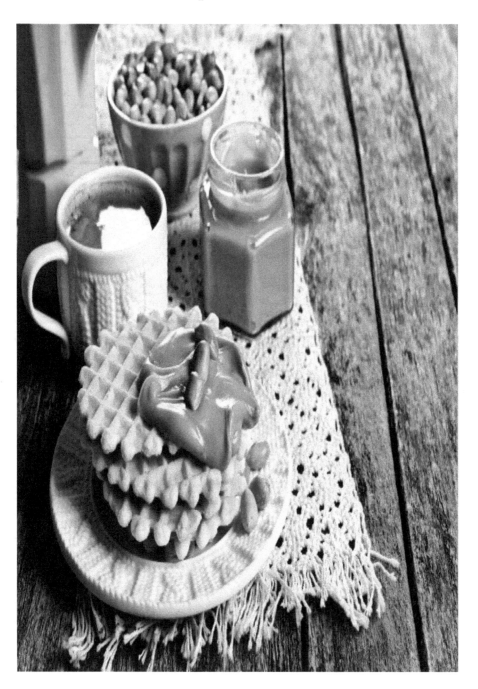

Tiempo de preparación: 5 minutos | Tiempo de cocción: 7-9 minutos | Raciones: 4

Ingredientes:

- Convulsión
- 4 huevos
- 2 onzas de queso crema, ablandado
- ¼ de taza de mantequilla de cacahuete cremosa
- 1 cucharadita de extracto de vainilla
- 2 cucharadas de estevia
- 5 cucharadas de harina de almendra

Otros:

- 1 cucharada de aceite de coco para pincelar la wafflera

Instrucciones:

1. Calienta la plancha de waffles y agrega los huevos, el queso crema y la mantequilla de maní en el bol. Mezcla bien.
2. Añade el extracto de vainilla y la stevia y mezcla hasta que se combinen. Incorpora la harina de almendras.
3. Engrasa la plancha de waffles calentada con aceite de coco y luego añade unas cuantas cucharadas de tu masa.
4. Cocina en 7-8 minutos. Sirve y disfruta.

Valor nutricional/ por porción:

- Calorías: 291
- Grasa: 24,9g
- Carbohidratos: 5,9g
- Proteína 12.5g

15. Chaffle Keto de Desayuno

Tiempo de preparación: 15 minutos | Tiempo de cocción: 7 minutos | Raciones: 2

Ingredientes:

- 1 huevo batido
- 2 cucharadas de harina de almendra
- 1 cucharada de cacao en polvo sin azúcar
- 2 cucharadas de queso crema, ablandado
- ¼ de taza de queso Monterey Jack finamente rallado
- 2 cucharadas de jarabe de arce sin azúcar
- 1 cucharadita de extracto de vainilla

Instrucciones:

1. Caliente la wafflera y mezcla todos los ingredientes en un bol mediano.
2. Engrasaligeramente con spray de cocina tu wafflera y vierte 1/2 de la masa.
3. Cocina en 7 minutos y aparta. Dejar enfriar y servir.

Valor nutricional/ por porción:

- Calorías: 48
- Grasa: 4g
- Carbohidratos: 1g
- Proteína 3g

16. Chaffle Keto de Calabaza

Tiempo de preparación: 5 minutos | Tiempo de cocción: 5 minutos | Raciones: 2

Ingredientes:

- 1 huevo
- 2 cucharadas de nueces, tostadas y picadas
- 2 cucharadas de harina de almendra
- 1 cucharadita de eritritol
- 1/4 de cucharadita de especia de pastel de calabaza
- 1 cucharada de puré de calabaza
- 1/2 taza de queso mozzarella rallado

Instrucciones:

1. Calienta la wafflera y bate el huevo en un bol pequeño. Añade el resto de los ingredientes y mezcla bien.
2. Engrasa la wafflera con un spray para cocinar. Vierta la mitad de la masa en la wafflera caliente y cocina en 5 minutos. Sirve.

Valor nutricional/ por porción:

- Calorías: 122
- Grasa: 10g
- Carbohidratos: 4g
- Proteína 7g

17. Chaffles Keto de Cebolla Aromática

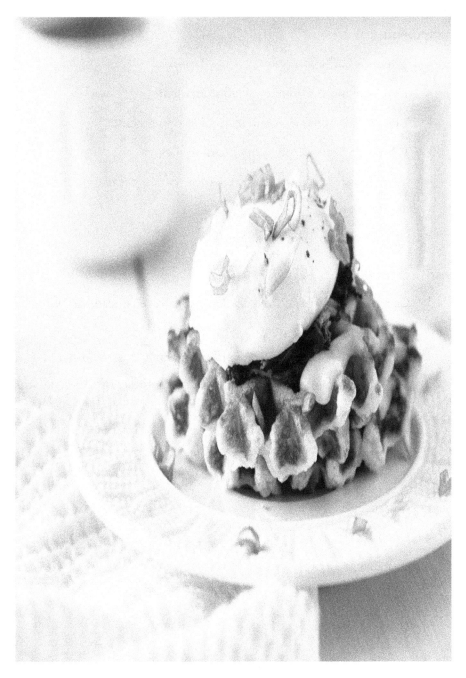

Tiempo de preparación: 15 minutos | Tiempo de cocción: 7 minutos | Raciones: 2

Ingredientes:

- 2 huevos batidos
- 1 taza de queso Gruyere, rallado finamente
- 2 cucharadas de queso cheddar, rallado finamente
- 1/8 cucharadita de pimienta negra molida
- 3 cucharadas de cebolla aromática fresca picada + más para decorar
- 2 huevos secos, para los aderezos

Instrucciones:

1. Calienta la wafflera. Mezcla los huevos, el queso, la pimienta negra y la cebolla aromática en un bol mediano.
2. Vierte ½ de la mezcla en la wafflera. Cocina en 7 minutos.
3. Retíralo y apártalo. Cubrir el chaffle con un huevo frito cada uno. Servir con la cebolla aromática.

Valor nutricional/ por porción:

- Calorías: 312
- Grasas 5g
- Carbohidratos: 3 g
- Proteína: 24 g

18. Chaffle Keto de Queso y Ajo

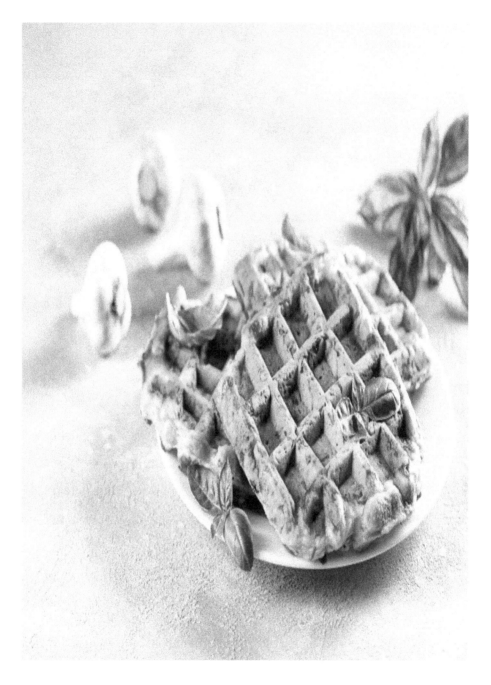

Tiempo de preparación: 15 minutos | Cocción: 8 minutos | Raciones: 2

Ingredientes:

Chaffle:

- 1 huevo
- 1 cucharadita de queso crema
- ½ taza de queso mozzarella, cortado en trozos
- ½ cucharadita de ajo en polvo
- 1 cucharadita de hierbas italianas

La cobertura:

- 1 cucharada de mantequilla
- ½ cucharadita de ajo en polvo
- ½ cucharadita de hierbas italianas
- 2 cucharadas de queso mozzarella cortado en tiras

Instrucciones:

1. Calienta tu plancha de waffles y el horno a 350 F. Combina todos los ingredientes para el waffle en su recipiente.

2. Cocina en su plancha de waffles en 4 minutos. Transfiérelo a tu bandeja para hornear y luego espárcelo en cada uno de tus waffles.

3. Aromatizarlo con ajo en polvo y hierbas italianas. Coloca queso mozzarella por encima. Hornee en su horno hasta que el queso se haya derretido.

Valor nutricional/ por porción:

- Calorías: 141
- Grasa: 13 g
- Proteína 8 g
- Carbohidratos: 2,6 g

19. Chaffle Keto de Canela

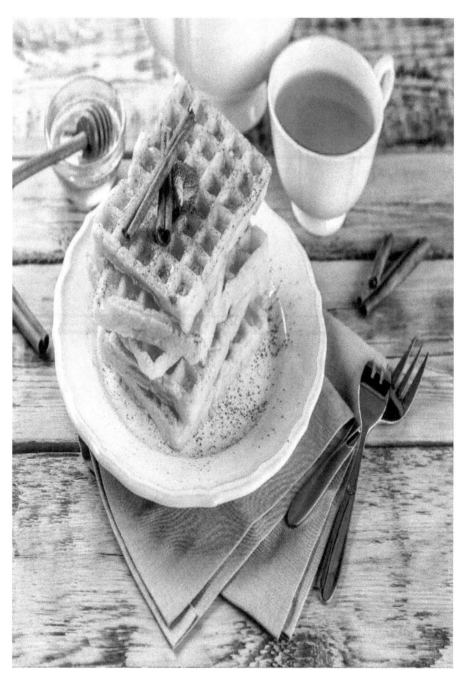

Tiempo de preparación: 5 minutos | Tiempo de cocción: 3 minutos | Raciones: 2

Ingredientes:

- 2 huevos batidos
- 1 cucharadita de colágeno
- ¼ cucharadita de levadura en polvo, sin gluten
- 1 cucharadita de edulcorante de frutas dulces
- ½ cucharadita de canela
- ¼ de taza de queso crema, ablandado
- Una pizca de sal

Instrucciones:

1. Calienta tu wafflera. Poner todos los ingredientes en el bol y batir con la batidora de mano.
2. Engrasa tu wafflera con spray de cocina. Vierte la masa en la wafflera caliente y hornea en 3 minutos, luego sirve.

Valor nutricional/ por porción:

- Calorías: 179
- Grasa: 14,5g
- Carbohidratos: 1,9g
- Proteína: 10,8g

20. Chaffle de Vainilla y Limón Keto

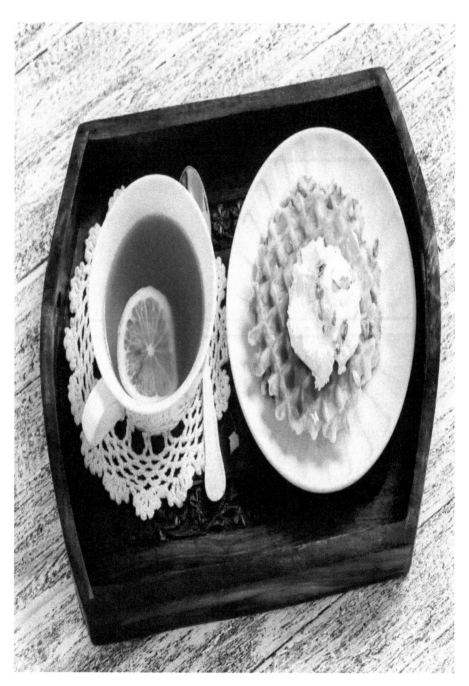

Tiempo de preparación: 5 minutos | Tiempo de cocción: 7-8 minutos | Raciones: 4

Ingredientes:

- 4 huevos
- 4 onzas de queso ricotta
- 2 cucharaditas de extracto de vainilla
- 2 cucharadas de zumo de limón fresco
- Cáscara de ½ limón
- 6 cucharadas de stevia
- 5 cucharadas de harina de coco
- ½ cucharadita de levadura en polvo

Otros:

- 2 cucharadas de mantequilla para untar la wafflera

Instrucciones:

1. Calienta la wafflera, luego coloca los huevos más el queso ricotta en su bol y bata bien.

2. Añade el extracto de vainilla, el zumo de limón, la ralladura de limón y la stevia y mezclar hasta que esté homogéneo. Incorporar la harina de coco y la levadura en polvo hasta que se combinen.

3. Engrasa la plancha de waffles calentada con mantequilla y luego poner la masa. Cocinar en 7-8 minutos, servir.

Valor nutricional/ por porción:

- Calorías: 201

- Grasa: 14g

- Carbohidratos: 8g

- Proteína 11g

21. Chaffle Keto de Alcachofa

Tiempo de preparación: 5 minutos | Tiempo de cocción: 7 minutos | Raciones: 4

Ingredientes:

- 4 huevos
- 2 tazas de queso provolone rallado
- 1 taza de espinacas cocidas y cortadas en dados
- ½ taza de corazones de alcachofa picados
- Sal y pimienta al gusto
- 2 cucharadas de harina de coco
- 2 cucharaditas de polvo de hornear

Otros:

- 2 cucharadas de aceite en aerosol para pincelar la wafflera
- ¼ de taza de queso crema para servir

Instrucciones:

1. Calienta la wafflera. Poner los huevos, el queso provolone rallado, los cubos de espinacas, los corazones de alcachofa, la sal y la pimienta, la harina de coco más el polvo de hornear en su tazón, luego mezclar bien

2. Engrasar la plancha de waffles calentada con spray de cocina y luego poner la masa. Cocinar en 7 minutos, más o menos. Servir con queso crema.

Valor nutricional/ por porción:

- Calorías: 42

- Grasa: 32,8g

- Carbohidratos: 9,5g

- Proteína: 25,7g

22. Señorita Chaffle Croqueta de Aguacate

Tiempo de preparación: 5 minutos | Tiempo de cocción: 7 minutos | Raciones: 4

Ingredientes:

- 4 huevos
- 2 tazas de queso mozzarella rallado
- 1 aguacate, triturado
- Sal y pimienta al gusto
- 6 cucharadas de harina de almendra
- 2 cucharaditas de polvo de hornear
- 1 cucharadita de eneldo seco

Otros:

- 2 cucharadas de aceite en aerosol para pincelar la wafflera
- 4 huevos fritos
- 2 cucharadas de albahaca fresca picada

Instrucciones:

1. Calienta la wafflera. Agrega los huevos, la mozzarella rallada, el aguacate, la sal y la pimienta, la harina de almendras, la levadura en polvo y el eneldo seco en el bol y mezcla.

2. Engrasa la plancha de waffles calentada con spray de cocina y luego pon la masa.

3. Cocinar en 7 minutos, servir con el huevo frito y la albahaca picada por encima.

Valor nutricional/ por porción:

- Calorías: 401
- Grasa: 33g
- Carbohidratos: 8g
- Proteína 19g

23. Chaffles Keto Frutales

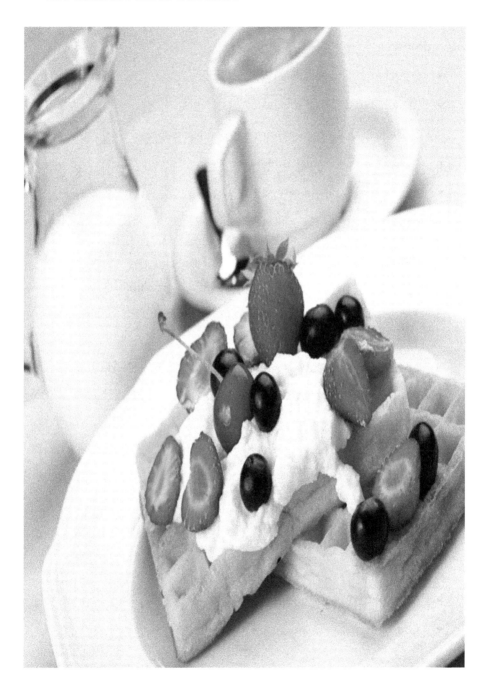

Tiempo de preparación: 5 minutos | Tiempo de cocción 3-5 minutos | Raciones: 2

Ingredientes:

- 1 cucharada de semillas de chía
- 2 cucharadas de agua caliente
- ¼ de taza de queso vegano, bajo en carbohidratos
- 2 cucharadas de puré de fresas
- 2 cucharadas de yogur griego
- pizca de sal

Instrucciones:

1. Calienta en un minuto tu wafflera a fuego medio.
2. Mezcla las semillas de chía más el agua en un bol pequeño y déjalo reposar unos minutos.
3. Mezcla el resto de los aditamentos en la mezcla de huevos con semillas de chía y mezclar bien. Engrasa la máquina de waffles con spray de cocina.
4. Vierte la masa en la wafflera y hornear en 3-5 minutos. Una vez cocido, retirar de la máquina y servir con bayas en la parte superior.

Valor nutricional/ por porción:

- Calorías: 67
- Carbohidratos: 3g
- Grasa: 5g
- Proteína: 7g

24. Chaffle Keto de Tocino

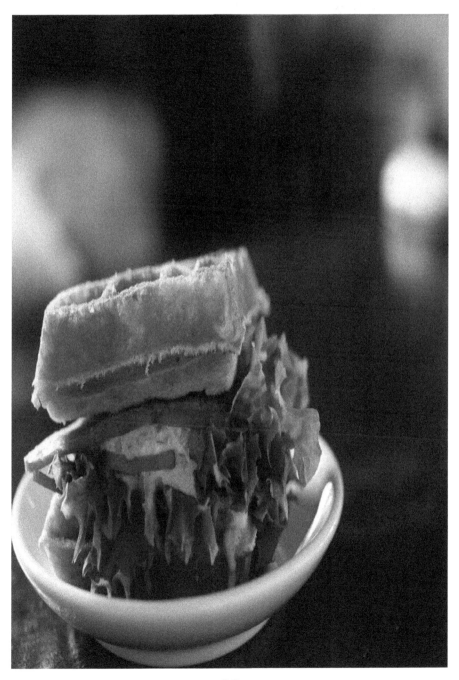

Tiempo de preparación: 5 minutos | Tiempo de cocción: 7-8 minutos | Raciones: 4

Ingredientes:

- 4 huevos
- 2 tazas de mozzarella rallada
- 2 onzas de tocino picado
- Sal y pimienta al gusto
- 1 cucharadita de orégano seco
- 2 cucharadas de aceite de oliva para pincelar la wafflera

Instrucciones:

1. Calienta la plancha de waffles. Rompe los huevos en un bol y luego agrega la mozzarella rallada, mézclala y luego agrega el tocino picado.
2. Aromatizar con sal, pimienta y orégano seco. Engrasa la wafflera caliente con aceite de oliva y luego pon la masa.
3. Cocinar en 7-8 minutos y servir.

Valor nutricional/ por porción:

- Calorías: 242
- Grasa: 20g
- Carbohidratos: 1g
- Proteína 15g

25. Chuletas de jamón Keto

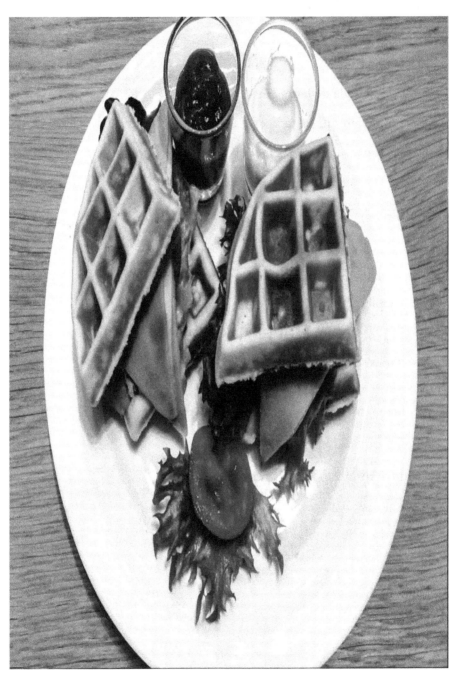

Tiempo de preparación: 5 minutos | Tiempo de cocción: 1-2 minutos | Raciones: 1

Ingredientes:

- 1 huevo
- 1 cucharada de harina de almendra
- 1/4 de jamón, cortado en trozos
- 1/4 de taza de queso cheddar
- Sal y pimienta, según sea necesario
- spray antiadherente para cocinar

Instrucciones:

1. Calienta tu wafflera y, a continuación, rompe el huevo en su recipiente.

2. Mezcla el queso cheddar y los trozos de jamón en la masa de huevo, y luego ponle sal y pimienta para darle más sabor.

3. Engrasa tu wafflera con un spray antiadherente para cocinar y luego pon la masa en ella. Cocinar en 60 segundos, más o menos, y luego servir.

Valor nutricional/ por porción:

- Calorías: 330
- Carbohidratos: 2g
- Grasa: 27g
- Proteína: 20g

26. Chaffle Keto BLT

Tiempo de preparación: 5 minutos | Tiempo de cocción 4 minutos | Raciones: 2

Ingredientes:

Chaffle:

- 1/2 taza de queso cheddar rallado
- 1 huevo, batido
- 1/2 cucharadita de levadura en polvo
- 1 cucharada de harina de almendra escaldada

BLT con aguacate:

- 1 lechuga Bibb
- 3 Tiras de tocino cocido
- 1/4 de aguacate, en rodajas finas
- 1 rodaja de tomate

Instrucciones:

1. Para el chaffle, calienta y engrasa la wafflera con spray de cocina.
2. Mezcla todos los ingredientes de los waffles en un cuenco pequeño y, a continuación, coloca una cantidad suficiente en tu wafflera. Cocina en 3 o 4 minutos.
3. Retirar y dejar enfriar en su rejilla de enfriamiento.
4. Para el BLT con aguacate, pon un trozo de lechuga bibb, una rodaja de tomate, más tiras de tocino en el chaffle y las rodajas de aguacate encima. Sirve.

Valor nutricional/ por porción:

- Calorías: 589
- Carbohidratos: 4g
- Proteína: 32g
- Grasa: 61g

27. Chaffles Keto Chinos

Tiempo de preparación: 5 minutos | Tiempo de cocción 4 minutos | Raciones: 1

Ingredientes:

- 1 huevo extra grande
- 2 tazas de queso rallado/rallado sabroso
- 2 cucharadas de cebollín
- 1 1/2 cucharadita de harina de coco/ 2 cucharadas de harina de almendras
- sal y pimienta, según sea necesario

Para los aderezos:

- 1 huevo frito
- mayonesa, según sea necesario
- Salsa BBQ, sin azúcar, según sea necesario
- cilantro fresco, según sea necesario

Instrucciones:

1. Calienta la wafflera y mezcla todos los ingredientes del chaffle en un bol.
2. Coloca la masa en la wafflera, cocínala en 4 minutos y sírvela con los aderezos, si lo deseas.

Valor nutricional/ por porción:

- Calorías: 612

- Carbohidratos: 4g

- Proteína: 37g

- Grasa: 44g

28. Chaffles Keto con Bayas

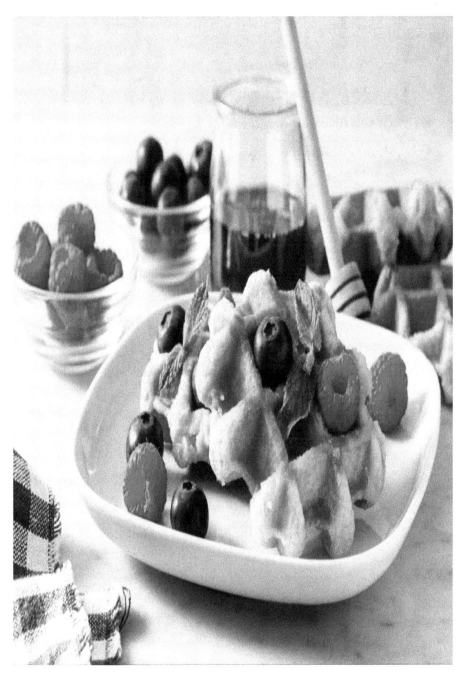

Tiempo de preparación: 5 minutos | Tiempo de cocción 4 minutos | Raciones: 4

Ingredientes:

- 1 taza de claras de huevo
- 1 taza de queso cheddar rallado
- ¼ de taza de harina de almendras
- ¼ de taza de nata montada

Coberturas:

- 4 oz. de frambuesas
- 4 oz. de fresas.
- 1 oz. de copos de chocolate keto
- 1 oz. de queso feta.

Instrucciones:

1. Calienta la wafflera y úntala con aceite en aerosol. Bate las claras de huevo y la harina en un bol pequeño.

2. Añade el queso rallado a la mezcla de clara de huevo y harina y mezcla bien. Añade la nata y el queso a la mezcla de huevos.

3. Vierte la masa en una wafflera y cierre la tapa. Cocinar los waffles hasta que estén crujientes y dorados durante unos 4 minutos. Servir con bayas, queso y chocolate por encima.

Valor nutricional/ por porción:

- Calorías: 291

- Carbohidratos: 1g

- Grasa: 23g

- Proteína: 20g

29. Chaffles Keto de Chocolate

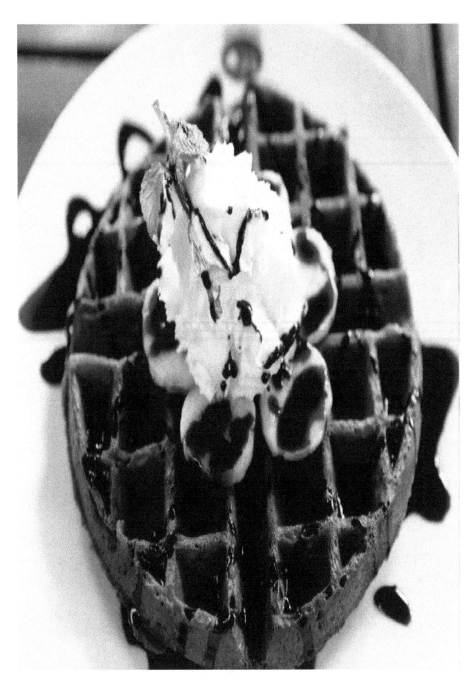

Tiempo de preparación: 5 minutos | Tiempo de cocción 4 minutos | Raciones: 2

Ingredientes:

- 1 cucharadita de Swerve
- 1 huevo grande
- 2 cucharadas de queso crema
- 1 cucharada de cacao en polvo sin azúcar
- 2 cucharadas de harina de almendra
- 1/4 de cucharadita de polvo de hornear
- 1 cucharadita de extracto de vainilla

Coberturas:

- 1 cucharada de excursión granulada
- ¼ de cucharadita de extracto de vainilla
- ¼ de cucharadita de canela
- 2 cucharadas de queso crema (ablandado)

Instrucciones:

1. Calienta la plancha de waffles y úntala con aceite en spray antiadherente.
2. Combina la harina de almendras, el extracto de stevia, la levadura en polvo y el cacao en polvo en su bol.
3. Añade los huevos de queso crema, más el extracto de vainilla, y mezclar bien. Llenar la wafflera con la masa.
4. Extiende la masa para cubrir todos los huecos de la wafflera. Cocinar en 4 minutos y dejar enfriar completamente.

5. Para la cobertura, mezcla el queso crema, el extracto de vainilla y la canela en un bol.

6. Cubre los chaffles con la mezcla de queso crema y disfruta.

Valor nutricional/ por porción:

- Calorías: 291
- Carbohidratos: 1g
- Grasa: 23g
- Proteína: 20g

30. Chaffles Keto de Atún

Tiempo de preparación: 5 minutos | Tiempo de cocción: 5 minutos | Raciones: 2

Ingredientes:

Sándwich con atún:

- 1 lata de atún envasado en agua (escurrido)
- 1 cebolla dulce pequeña (finamente picada)
- 1 pimiento verde (finamente picado)
- 1 zanahoria pequeña (pelada y picada)
- 2 cucharadas de mayonesa
- ½ cucharadita de pimentón en polvo
- ¼ cucharadita de pimienta negra molida o al gusto
- ¼ de cucharadita de sal o al gusto
- 1 tallo de apio (finamente picado)
- 1 cucharada de perejil finamente picado

Chaffle:

- 2 huevos (batidos)
- 4 cucharadas de harina de almendra
- 1 taza de queso mozzarella rallado
- ¾ de cucharadita de levadura en polvo
- ½ cucharadita de ajo en polvo

Instrucciones:

1. Calienta la plancha de waffles y engrásala con un spray antiadherente.

2. Mezcla la harina de almendras, la levadura en polvo, el ajo en polvo y la mozzarella en un bol. Añadir los huevos y volver a mezclar bien.

3. Vierte suficiente masa en la wafflera y cocínala en 4 minutos, más o menos. Déjelo a un lado.

4. Mezclar el apio, el atún, la zanahoria, el pimiento, la cebolla, la sal, el pimentón, la cebolla y el pimiento verde en un bol.

5. Agrega la mayonesa y mezcla hasta que los ingredientes estén bien combinados.

6. Coloca esta mezcla en tu chaffle, luego añade perejil fresco encima. Coloca otro chaffle encima y presiona. Sirve y disfruta.

Valor nutricional/ por porción:

- Calorías: 186
- Carbohidratos: 5g
- Grasa: 16g
- Proteína: 8g

31. Chaffles de Calabacín en una Sartén

Tiempo de preparación: 5 minutos | Tiempo de cocción 4 minutos | Raciones: 4

Ingredientes:

- 1 taza de calabacín rallado
- 1 huevo
- 1 taza de queso cheddar
- pizca de sal
- 1 cucharada de aceite de aguacate

Instrucciones:

1. Calienta tu sartén antiadherente a fuego medio. Vierte la sal sobre el calabacín rallado y déjelo reposar durante 5 minutos. Retira el agua del calabacín.

2. Combina el calabacín, el huevo y el queso en un bol pequeño. Engrasa la sartén con aceite de aguacate.

3. Coloca 2 cucharadas de tu masa de calabacín y cocina en 1-2 minutos.

4. Dale la vuelta y cocínalo de nuevo en 1-2 minutos. Servir la crema de coco por encima y disfrutar.

Valor nutricional/ por porción:

- Calorías: 179
- Carbohidratos: 11g
- Grasa: 13g
- Proteína: 3g

32. Sándwich de Chaffle Keto BLT

Tiempo de preparación: 5 minutos | Tiempo de cocción: 5 minutos | Raciones: 1

Ingredientes:

Relleno de sándwich:

- 2 tiras de tocino
- Una pizca de sal
- 2 rodajas de tomate
- 1 cucharada de mayonesa
- 3 trozos de lechuga

Chaffle:

- 1 huevo (batido)
- ½ taza de queso mozzarella rallado
- ¼ cucharadita de cebolla en polvo
- ¼ de cucharadita de ajo en polvo
- ½ cucharadita de curry en polvo

Instrucciones:

1. Calienta la plancha de waffles y engrásala con un spray antiadherente.
2. Combina el queso, la cebolla en polvo, el ajo y el curry en polvo en su bol. Coloca el huevo y luego mezcla hasta que se combinen los aditamentos.
3. Coloca la masa en la wafflera y cocina en 5 minutos. Retira y reserva mientras se cocinan los demás waffles.

4. Calienta una sartén a fuego medio. Coloca las tiras de tocino y cocínalas hasta que se doren todos los lados, luego dales la vuelta y aprieta el tocino mientras se dora. Escurre el exceso de aceite.

5. Coloca los waffles en una superficie plana y reparte la mayonesa sobre los waffles.

6. Divide la lechuga por la mitad y coloca una porción en los dos chaffles.

7. Coloca los tomates en uno de los chaffles y espolvorear con sal.

8. Añade el tocino sobre los tomates y agrega el otro chaffle sobre el tocino. Sirve.

Información nutricional:

- Calorías: 152
- Carbohidratos: 1g
- Grasa: 11g
- Proteína: 13g

33. Sloppy Joes Keto

Tiempo de preparación: 10 minutos | Tiempo de cocción: 14 minutos | Raciones: 4

Ingredientes:

- 1 libra de hamburguesa molida
- 1/2 taza de pimiento verde picado
- 1 cucharadita de ajo granulado (o en polvo o recién picado)
- 1 cucharadita de cebolla en polvo
- 1/2 cucharadita de pimienta oscura
- 1/2 cucharadita de sal
- 1/8-1/4 cucharadita de pimienta de cayena
- 1 taza de puré de tomate
- 1 cucharada de vinagre de zumo de manzana

Instrucciones:

1. Cocina la hamburguesa molida en su sartén a fuego medio-alto. Poner el pimiento verde picado y luego cocinar dentro de 3-4 minutos, eliminar el exceso de grasa.
2. Aromatiza con los gránulos de ajo, la cebolla en polvo, la pimienta roja, la pimienta oscura y la sal.
3. Añade el puré de tomate y el vinagre de manzana. Cocer a fuego lento entre 5 y 10 minutos. Sírvelo con los chaffles.

Valor nutricional/ por porción:

- Calorías: 159
- Carbohidratos: 9g
- Grasa: 0g
- Proteína: 14g

34. Chaffles al Pesto Caliente

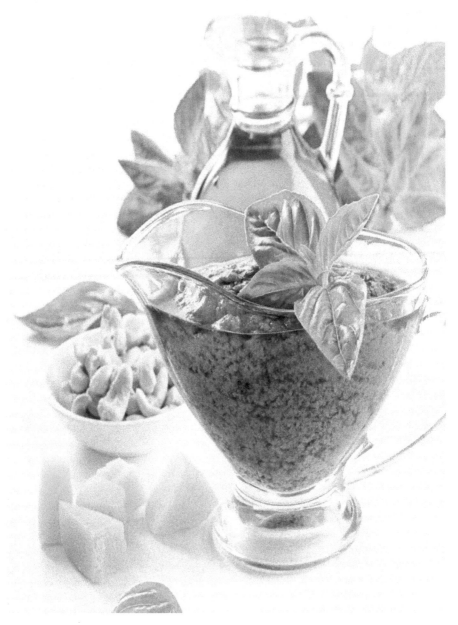

Tiempo de preparación: 10 minutos | Tiempo de cocción: 7 minutos | Raciones: 4

Ingredientes

- 1 taza de leche de almendras
- 1 taza de mozzarella rallada
- 1 taza de harina de coco
- 3 cucharadas de pesto de albahaca
- 1 cucharadita de pimentón picante
- 1 cucharadita de chile en polvo
- 2 huevos, batidos
- 1 cucharada de ghee derretido
- 1 cucharadita de bicarbonato de sodio

Instrucciones:

1. Mezcla la leche de almendras, el queso, el pesto y los demás ingredientes y bate.
2. Calienta tu máquina de waffles, vierte ¼ de la mezcla, cocínala durante 7 minutos y pásala al plato. Servir.

Valor nutricional/ por porción:

- Calorías: 250
- Grasa: 13 g
- Carbohidratos: 7,2 g
- Proteína 15 g

35. Chuletas de Romero Keto

Tiempo de preparación: 5 minutos | Tiempo de cocción: 1 minuto | Raciones: 4

Ingredientes:

- 4 huevos
- 2 tazas de queso mozzarella rallado
- Sal y pimienta al gusto
- Una pizca de nuez moscada
- 2 cucharadas de crema agria
- 6 cucharadas de harina de almendra
- 2 cucharaditas de polvo de hornear

Chuletas de cerdo:

- 2 cucharadas de aceite de oliva
- 1 libra de chuletas de cerdo
- Sal y pimienta al gusto
- 1 cucharadita de romero fresco picado

Otros

- 2 cucharadas de aceite en aerosol para pincelar la wafflera
- 2 cucharadas de albahaca fresca picada para decorar

Instrucciones:

1. Calienta la wafflera. Añade los huevos, el queso mozzarella, la sal, la pimienta, la nuez moscada, la crema agria, la harina de almendras y la levadura en polvo en un bol.

2. Mezclar hasta combinar.

3. Engrasa la plancha de waffles calentada con spray de cocina y añade unas cucharadas de la masa. Cocina en 7 minutos.

4. Disuelve la mantequilla en tu sartén antiadherente y aromatiza las chuletas con sal, pimienta y romero recién picado.

5. Cocina las chuletas de cerdo en 4-5 minutos por lado. Sirve el chaffle con una chuleta de cerdo y luego pon un poco de albahaca picada.

Valor nutricional/ por porción:

- Calorías: 641
- Grasa: 56g
- Carbohidratos: 5g
- Proteína 38g

36. Chaffles Keto de Chocolate sin Harina

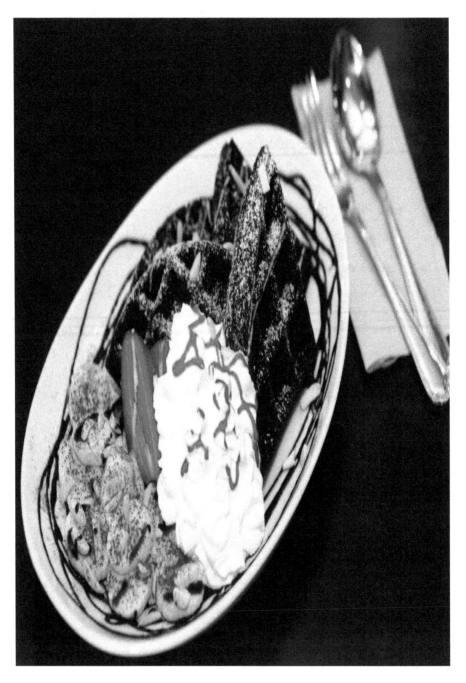

Tiempo de preparación: 5 minutos | Tiempo de cocción 4-5 minutos | Raciones: 3

Ingredientes:

- 33 g de queso crema de almendras
- 1 huevo grande
- 1/8 de cucharadita de sabor a almendra
- 1 cucharada de aceite de coco virgen
- 1/8 de cucharadita de extracto puro de fruta monje

Instrucciones:

1. Disuelve el aceite de coco y ponlo en el queso crema, y mézclalo bien. Bate el huevo en otro bol.
2. Une las dos mezclas, y luego cocina en tu máquina de waffles dentro de 4-5 minutos. Servir.

Valor nutricional/ por porción:

- Calorías: 281
- Carbohidratos: 13g
- Grasa: 23g
- Proteína: 9g

37. Chaffles Keto de Calabaza con Chispas de chocolate

Tiempo de preparación: 5 minutos | Tiempo de cocción 4 minutos | Raciones: 3

Ingredientes:

- 1/2 taza de queso mozzarella rallado
- 4 cucharaditas de puré de calabaza
- 1 huevo
- 2 cucharadas de swerve
- 1/4 de cucharadita de especia de calabaza
- 4 cucharaditas de chips de chocolate sin azúcar
- 1 cucharada de harina de almendra

Instrucciones:

1. Calienta tu wafflera. Mezcla el puré de calabaza y el huevo en un bol pequeño.
2. Mezclar la harina de almendras, el swerve, el queso mozzarella y la especia de calabaza.
3. Agrega los trozos de chocolate y añada 1/2 de la mezcla a su wafflera a la vez. Cocina en 4 minutos.
4. Servir con edulcorante swerve o nata montada por encima.

Valor nutricional/ por porción:

- Calorías: 94

- Carbohidratos: 1g

- Proteína: 8g

- Grasa: 8g

38. Waffle Fritatta Keto de Vegetales

Tiempo de preparación: 5 minutos | Tiempo de cocción: 15 minutos | Raciones: 4

Ingredientes:

- 4 cebollas picadas.
- ½ taza de queso parmesano y feta.
- ½ taza de harina de almendra y champiñones.
- 2 cucharadas de perejil y polvo de hornear.
- 2 tazas de espinacas
- 1 pimiento

Instrucciones:

1. Calienta la cebolla y el pimiento en una sartén, y luego los champiñones. Cocinar en 4 minutos.
2. Mezcla en un bol los huevos, la harina de almendras y la levadura en polvo. Poner el parmesano, el queso, el perejil, más las espinacas, y cocinar en 3 minutos. Sírvelo con la salsa.

Valor nutricional/ por porción:

- Calorías: 747
- Carbohidratos: 15 g
- Proteína: 57 g
- Grasas 51 g

39. Chaffle de Mantequilla de Nuez

Tiempo de preparación: 5 minutos | Tiempo de cocción 4 minutos | Raciones: 2

Ingredientes:

- 1 huevo
- ½ taza de queso mozzarella, cortado en trozos
- 2 cucharadas de harina de almendra
- ½ cucharadita de levadura en polvo
- 1 cucharada de edulcorante
- 1 cucharadita de vainilla
- 2 cucharadas de mantequilla de frutos secos

Instrucciones:

1. Calienta la wafflera. Bate el huevo en tu bol y mézclalo con el queso.

2. Mezcla la harina de almendras, la levadura en polvo y el edulcorante en otro bol.

3. Mezcla el extracto de vainilla y la mantequilla de frutos secos en el tercer bol. Añadir la mezcla de harina de almendras a la mezcla de huevos.

4. Mezcla con el extracto de vainilla. Vierte la masa en la wafflera y cocínela en 4 minutos.

5. Pasar a un plato, enfriar y servir.

Valor nutricional/ por porción:

- Calorías: 169
- Grasa: 16g
- Carbohidratos: 1g
- Proteína 6g

40. Chaffles Keto de Café

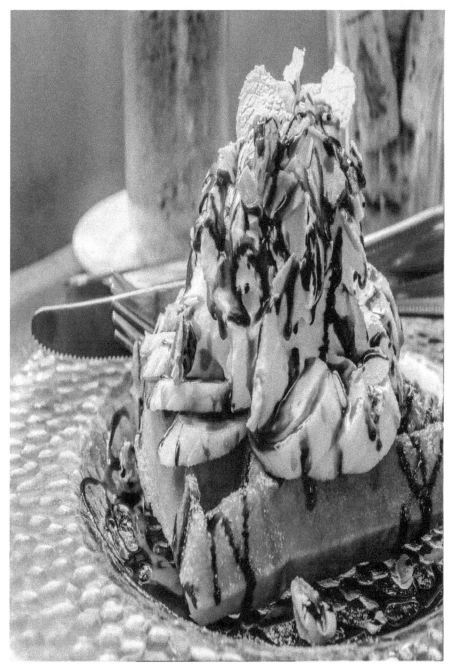

Tiempo de preparación: 5 minutos | Tiempo de cocción 4-5 minutos | Raciones: 2

Ingredientes:

- 1 cucharada de harina de almendra
- 1 cucharada de café instantáneo
- 1/2 taza de queso cheddar
- ½ cucharadita de levadura en polvo
- 1 huevo grande

Instrucciones:

1. Calienta la plancha de waffles y úntala con aceite en spray. Mezcla todos los ingredientes y ½ taza de queso en un bol pequeño.

2. Vierte 1/8 de taza de queso en su wafflera y viertaee la mezcla en el centro de la oblea engrasada.

3. Espolvorea de nuevo el queso sobre la masa. Cocinar en 4-5 minutos hasta que esté bien cocido y crujiente. Servir.

Valor nutricional/ por porción:

- Calorías: 291
- Carbohidratos: 1g
- Grasa: 23g
- Proteína: 20g

41. Bol de Helado de Chaffle Keto

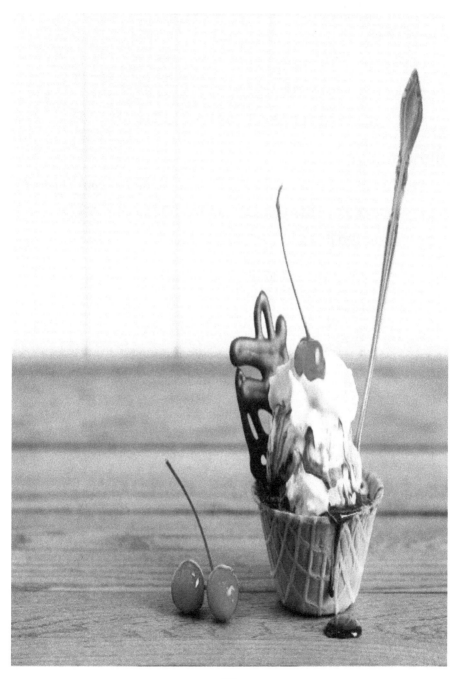

Tiempo de preparación: 5 minutos | Tiempo de cocción: 0 minutos | Raciones: 2

Ingredientes:

- 4 simples chaffles
- 2 bolas de helado keto
- 2 cucharaditas de jarabe de chocolate sin azúcar

Instrucciones:

1. Coloca 2 copas de base en una fuente, según el diseño preformado de la misma. Cubrir con el helado. Rociar con el sirope. Servir.

Valor nutricional/ por porción:

- Calorías: 119
- Grasa: 18 g
- Carbohidratos: 6 g
- Proteína 3 g

42. Chaffles Keto de Huevo Relleno

Tiempo de preparación: 5 minutos | Tiempo de cocción: 6-7 minutos | Raciones: 4

Ingredientes:

Para los chaffles:

- 1 taza de queso cheddar finamente rallado
- 2 huevos batidos

Para rellenar los huevos:

- 1 cucharada de aceite de oliva
- 1 pimiento rojo pequeño
- 4 huevos grandes
- 1 pimiento verde pequeño
- Sal y pimienta negra recién molida al gusto
- 2 cucharadas de queso parmesano rallado

Instrucciones:

1. Para los waffles, calienta la wafflera. Mezcla el queso cheddar más el huevo en un bol mediano.

2. Colocar la mezcla, cerrar y cocinar en 6 a 7 minutos hasta que esté crujiente. Reservar y hacer 3 chaffles más con la masa restante.

3. Para rellenar los huevos, calienta el aceite de oliva en una sartén a fuego medio. Bate los huevos, el pimentón, la sal, la pimienta negra y el queso parmesano.

4. Coloca la masa en su sartén y mezcla en 2 minutos hasta que esté uniforme, coloca 1/2 de los huevos revueltos entre sus dos chaffles y repite con el segundo conjunto de chaffles. Servir.

Valor nutricional/ por porción:

- Calorías: 387
- Grasas 22,52g
- Carbohidratos: 15g
- Proteína: 27,76g

43. Galletas de Brócoli y Queso

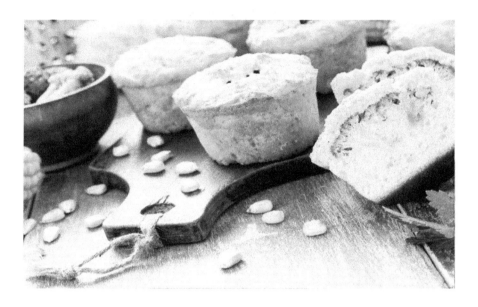

Tiempo de preparación: 5 minutos | Tiempo de cocción: 5 minutos | Raciones: 1

Ingredientes:

- 1/3 de taza de brócoli crudo, finamente picado
- ¼ de taza de queso cheddar rallado e
- 1 huevo
- ½ cucharadita de ajo en polvo
- ½ cucharadita de cebolla seca
- Sal y pimienta al gusto

Instrucciones:

1. Calienta la plancha de waffles y úntala con aceite en spray. Bate el huevo en un bol.

2. Incorpora el queso, el brócoli, la cebolla, el ajo en polvo, la sal y la pimienta. Coloca esta masa en su plancha de waffles.

3. Cocina en 5 minutos. Servir con crema agria o mantequilla.

Valor nutricional/ por porción:

- Calorías: 125
- Carbohidratos: 4 g
- Grasa: 9 g
- Proteína: g

44. Chaffles de Hierbas Frescas con Limón

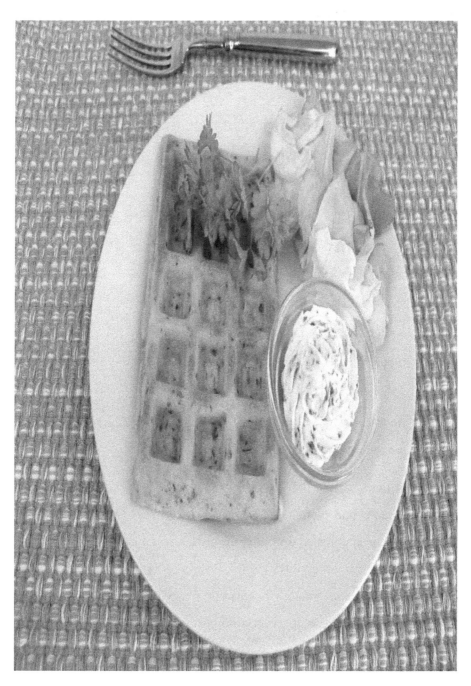

Tiempo de preparación: 5 minutos | Tiempo de cocción: 5 minutos | Raciones: 6

Ingredientes:

- ½ taza de semillas de lino molidas
- 2 huevos ecológicos
- ½ taza de queso de cabra rallado
- 2-4 cucharadas de yogur griego natural
- 1 cucharada de aceite de aguacate
- ½ cucharadita de levadura en polvo
- 1 cucharadita de zumo de limón fresco
- 2 cucharadas de cebolla aromática fresca picada
- 1 cucharada de albahaca fresca picada
- ½ cucharada de menta fresca picada
- ¼ de cucharada de tomillo fresco picado
- ¼ de cucharada de orégano fresco picado
- Sal, al gusto
- pimienta negra molida, al gusto

Instrucciones:

1. Calienta una plancha de waffles y luego engrásala. Poner todos los ingredientes en un bol y mezclarlos bien.
2. Divide la masa en 6 porciones. Poner 1 porción de la mezcla en la wafflera precalentada y hornear en 5 minutos o hasta que se dore.
3. Repite el proceso con el resto de la masa. Servir caliente.

Valor nutricional/ por porción:

- Calorías: 28

- Carbohidratos: 1g

- Grasa: 8g

- Proteína: 7 g

45. Chaffles de Especias Italianas

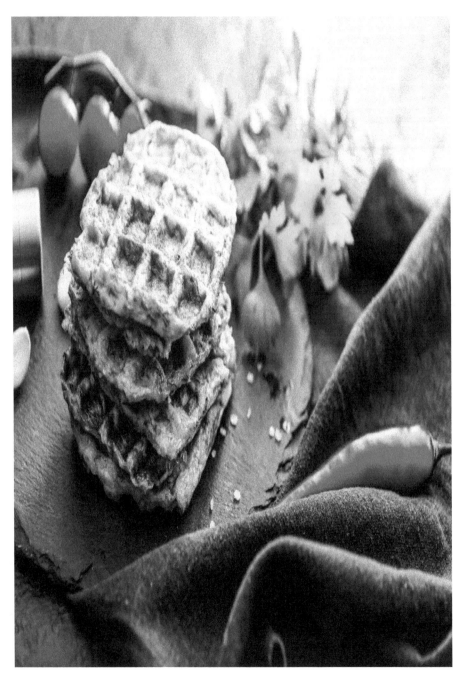

Tiempo de preparación: 5 minutos | Tiempo de cocción 4 minutos | Raciones: 2

Ingredientes:

- ½ taza de queso mozzarella rallado
- 1 cucharada de queso parmesano cortado en trozos
- 1 huevo ecológico
- ¾ de cucharadita de harina de coco
- ¼ de cucharadita de levadura en polvo ecológica
- 1/8 de cucharadita de condimento italiano
- Una pizca de sal

Instrucciones:

1. Calienta tu wafflera y engrásala. Pon todos los ingredientes en un bol y mézclalos bien.
2. Añade la mitad de la mezcla en la wafflera calentada y hornea en 4 minutos.
3. Repite el proceso con el resto de la masa. Servir caliente.

Valor nutricional/ por porción:

- Calorías: 18
- Grasa: 6g
- Carbohidratos: 2g
- Proteína: 7g

Conclusión:

¡Gracias a todos por hacer este viaje de Keto Chaffles! Espero que todos hayan disfrutado de las deliciosas recetas de chaffles.

Los chaffles, de hecho, hoy en día no son sólo la moda habitual entre todos los fans de la dieta cetogénica baja en carbohidratos. Los chaffles en realidad representan fuentes de alimentos ricos en grasas, proteína y almidón que pueden dirigir nuestro cuerpo al enfoque más ideal para utilizar la grasa como combustible electivo para fabricar energía y, en consecuencia, quemar grasa rápidamente.

Estas notables e innovadoras fuentes de alimentación se han difundido, inicialmente, como modelo entre quienes siguen planes restrictivos de control de peso.

La receta básica sólo incluye huevos y queso, pero en nuestro recetario puedes encontrar muchas variaciones deliciosas para todos los gustos, incluso los más exigentes, dulces y salados, para todas las ocasiones.

Incluso los quesos que se pueden utilizar son de lo más variado, desde cheddar, mozzarella, provola, edamer...

Mi consejo es que los varíes, que experimentes diferentes ingredientes para encontrar tu sabor favorito.

¿Ya se te hace la boca agua? Prueba todas estas recetas en casa y diviértete comiendo sano.